AF454807

NOTICE

SUR LES EAUX MINÉRALES

DE BAINS (Vosges);

PAR M. A. CHEVALLIER.

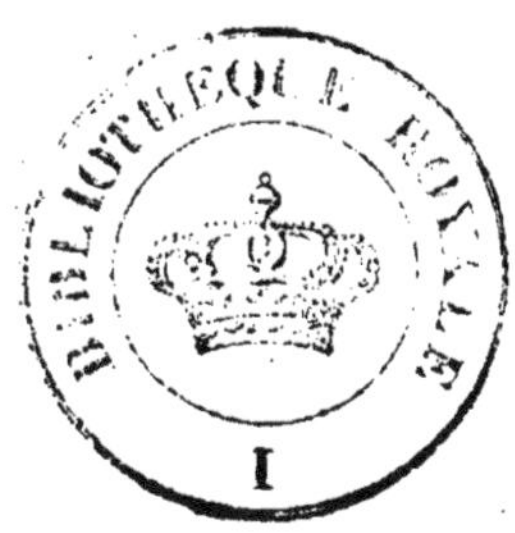

PARIS.
IMPRIMERIE D'ALEXANDRE BAILLY,
10, RUE DU FAUBOURG-MONTMARTRE.

1846

NOTICE

SUR LES

EAUX MINÉRALES DE BAINS

(VOSGES);

Par M. A. CHEVALLIER,

Membre de l'Académie royale de médecine, du Conseil de salubrité, Professeur adjoint à l'École de pharmacie de Paris.

Considérations générales sur les eaux minérales.

Les recherches à faire sur les eaux minérales sont nombreuses; et malgré tous les travaux exécutés jusqu'à présent par des hommes du plus haut mérite, il reste plus à apprendre que ne se l'imaginent la plupart des personnes qui se sont occupées jusqu'ici de ces remèdes efficaces. En effet, lorsqu'on examine avec attention les résultats de l'analyse des eaux minérales, et qu'on les compare avec les faits de guérison qu'on peut observer chaque année, on est forcé d'avouer que la science a beaucoup à faire, et qu'il existe dans les eaux minérales des principes qui, jusqu'à présent, se sont dérobés à l'analyse chimique; principes qui, évidemment, doivent avoir une action marquée sur l'organisme; principes qui sont sans doute les agents qui donnent lieu à des guérisons qui ne peuvent être contestées.

Il faut dire, ici, qu'il est des praticiens qui n'ont aucune confiance dans l'efficacité des eaux, et qui, partageant l'avis émis par quelques hommes d'un rang très-élevé, que les eaux minérales sont un remède empirique qui fait plus d'infidèles qu'il ne guérit de malades, demandent quelles seraient les substances assez actives pour pouvoir guérir, et comment il se fait que ces substances se soient dérobées jusqu'à présent aux recherches des nombreux chimistes qui se sont occupés de l'analyse de ces liquides.

On pourrait répondre à ces interrogateurs, non par des paroles, mais par des faits, et leur dire : Des principes d'une très-grande activité, des principes dont les caractères sont, certes, bien tranchés, l'*iode,* le *brôme*, existaient dans les eaux minérales. Eh bien, ces principes n'ont été découverts dans les eaux que très-tard : en effet, on sait, 1° que c'est seulement à la fin de 1824 ou au commencement de 1825 que MM. Augelini et Cantu signalèrent l'existence de l'iode dans les eaux sulfureuses; que ce n'est qu'en 1826 que Vogel le reconnut dans une eau minérale de Bavière; 2° que ce n'est que plus tard que la présence du brôme fut constatée dans ces liquides : ce qui faisait dire à Sérullas, dans la séance de la Société de pharmacie du 27 octobre 1827 : « M. le docteur Roumier et « M. Rousseau, pharmacien, ayant découvert l'existence du « brôme dans les eaux mères de Lons-le-Saulnier, on pourra « se procurer assez facilement une substance qui paraît faire « la principale vertu de plusieurs eaux médicatrices, puisqu'on « buvait de l'hydrobromate de potasse depuis plus de dix-huit « cents ans dans les eaux de Bourbonne, sans s'en douter. » (*Journal de pharmacie*, t. XIII, p. 604.)

Si l'iode, si le brôme, ces corps simples qui ont des caractères si tranchés, ont, jusqu'en 1824, échappé aux recherches chimiques faites par les savants, au nombre desquels on doit citer Duclos, Bourdelin, Geoffroy, Boulduc, Home, Margraff, Black, Venel, Bayen, Monnet, Bergman, Vauquelin, Deyeux, Thenard, Barruel, etc. etc., ne peut-on pas en conclure que d'autres corps qui jouissent de propriétés médicales, mais dont les caractères ne sont pas connus, sont encore à découvrir, et que ce n'est que par des travaux multipliés qu'on arrivera à les trouver et à les isoler.

La science de l'analyse des eaux minérales a fait, on le sait, un pas immense; et on s'en convaincra lorsqu'on fera la comparaison de ces analyses à l'aide desquelles on établissait qu'une eau minérale contenait *de la terre, un sel volatil analogue au sel marin, du fer très-divisé, du soufre édulcoré au point qu'il ne s'y trouve que par sa partie douce et balsamique*, et celles faites de nos jours, celles de l'eau de Vichy, par exemple, on pourra juger des progrès faits dans cette science.

Mais les recherches à faire sur les eaux minérales ne peuvent être l'œuvre d'un seul homme; l'histoire seule de ces eaux emploierait sa vie tout entière. En effet, celui qui voudrait réunir en un seul corps d'ouvrage tout ce qui a été écrit sur les eaux minérales, rendrait un service immense à l'art médical; mais il ruinerait sa santé, et il dépenserait, dans l'accomplissement d'un pareil travail, des sommes considérables.

Nous avons eu l'idée, à une époque de la vie où on ne doute de rien, de nous livrer à ce travail; mais après avoir dépensé des sommes assez fortes pour visiter un grand nombre des sources minérales de France, pour expérimenter sur les lieux, nous n'avons trouvé aucun libraire qui fût disposé à faire les frais d'un ouvrage qui, se composant de trois volumes, nécessitait l'emploi d'une somme de 30,000 fr., somme qui n'aurait pu être couverte par la vente de l'ouvrage, lequel n'eût été acheté que par quelques personnes à qui il eût été nécessaire.

Une histoire complète des eaux minérales ne pourra donc être entreprise que par le gouvernement, qui, n'ayant pas besoin de rentrer dans les dépenses qu'il aurait faites, distribuerait cet ouvrage dans les diverses bibliothèques publiques, où chacun pourrait aller le lire et le consulter (1).

Relativement aux recherches à faire pour compléter la connaissance de la composition des eaux minérales, qui sont très-nombreuses en France, puisque l'on compte plus de mille sources, il serait nécessaire, comme nous l'avons déjà établi dans des *Essais sur les eaux minérales*, de créer une école qui, sous la direction d'une commission prise dans le sein de l'Académie des sciences, examinerait, *sur les lieux* et dans des laboratoires destinés à ces travaux, et les eaux et les produits obtenus de l'évaporation de ces eaux.

L'école établie pour ces travaux rendrait des services éminents au pays, et surtout à l'art médical.

Quoique les eaux minérales aient eu beaucoup de détracteurs, on n'en fait pas moins de nos jours un très-grand usage, et les lieux où elles sourdent reçoivent chaque année la plupart de nos illustrations en tout genre : des savants, des ministres, des hommes politiques, des magistrats, etc., viennent retrouver la santé en prenant les eaux ; imitant en cela de puissants personnages qui leur en avaient donné l'exemple (2).

Les localités où l'on pourrait constater l'efficacité des eaux

---

(1) On doit louer les efforts qui ont été tentés par plusieurs personnes pour la publication d'ouvrages considérables sur les eaux minérales, et citer, 1° M. le docteur Chenu, qui a osé entreprendre un traité ayant pour titre : *Essai pratique sur l'action des eaux minérales*, suivi d'un *Précis des sources minérales thermales connues ;* 2° un docteur en médecine qui a publié un *Dictionnaire des eaux minérales du département du Puy-de-Dôme*.

(2) Si l'on consulte l'histoire des eaux minérales, on voit que *Barèges* a été visité par madame de Maintenon, qui y mena le jeune duc du Maine; *Cauterets*, par Marguerite, reine de Navarre ; *Vichy*, par Mesdames Adélaïde et Victoire, tantes de Louis XVI ; *Pougues* (Nièvre), par Henri III ; par Catherine de Médicis, par la princesse de Longueville, par Marie de

minérales et juger de leur valeur médicale (1), sont celles où la munificence royale a établi des bains disposés pour recevoir les militaires atteints de blessures, ou qui, exposés aux fatigues de la guerre, à l'intempérie des saisons, ont vieilli avant l'âge, ou sont accablés par des douleurs ou par des infirmités. On ne peut visiter les établissements militaires de Baréges, édifiés par les ordres de Louis XV, ni celui de Bourbonne, dû au même roi, mais amélioré par les soins de Louis XVI, sans se sentir pénétré d'un sentiment de reconnaissance pour les auteurs de ces créations, et sans se rappeler que Jean d'Albret, grand-père de Henri IV, a donné un bon exemple, exemple qui a été suivi. En effet, Jean d'Albret fit soigner aux eaux de Bonnes les soldats béarnais qui avaient été blessés à la bataille de Pavie, et dès cette époque, il fut constaté que ces eaux avaient une très-grande efficacité pour la guérison des blessures faites par les arquebuses; ce qui leur valut le nom d'*Eaux d'arquebusade*.

L'efficacité des eaux minérales n'est pas le seul bienfait dû aux sources: les lieux où ces eaux jaillissent ne pourraient, pour la plupart, nourrir les habitants qui habitent ces localités, et c'est le numéraire apporté par ceux qui vont prendre les eaux qui vient en aide au sol et qui rend meilleure la condition des habitants.

En effet, on a établi par des calculs que l'argent dépensé dans

---

Gonzague, par Henri IV, par Louis XIV, par le prince de Conti, par le prince de Mantoue; *Forges* (Seine-Inférieure), par Louis XIII, par Anne d'Autriche, par le cardinal de Richelieu; *Aix*, en Provence, par Caïus Sextus Calvinus; *le Vernet*, par Ibrahim-Pacha, etc.

(1) Nous appuyons sur ces faits, parce que nous ne croyions pas à l'efficacité des eaux, et que nous n'avons changé de conviction qu'après avoir visité un grand nombre de sources, et après avoir bien examiné et pesé les faits.

les établissements d'eaux minérales, s'élevait par an, donnée moyenne, à la somme de 11 à 12 millions de francs, somme qui se dissémine dans la population et qui se partage entre les personnes qui transportent les baigneurs aux eaux, celles qui les logent, les nourrissent, les soignent. Cette somme, comme on le pense bien, profite, en outre, à l'agriculture et au commerce.

Nous avons cependant remarqué, dans quelques localités, que le baigneur est pour diverses personnes un sujet de crainte et d'appréhension; nous avons entendu dire à des individus qui doivent leur bien-être à l'affluence des baigneurs, que la saison des eaux *était une saison insupportable, que les baigneurs mangeaient tout, que le prix des denrées augmentait d'une manière telle, qu'on ne pouvait pas vivre.* Nous aurions pu répondre à ces gens, qui ne réfléchissent pas : *Que deviendrait votre maison ? quelle valeur aurait-elle sans les baigneurs? Que feriez-vous, si chaque année ils ne venaient vous apporter l'argent qui vous servira jusqu'à la saison prochaine?*

Mais laissons de côté ces observations et passons à ce qui concerne les eaux de Bains.

Des eaux de Bains.

Historique. Bains est une petite ville du département des Vosges, sise à 32 kilomètres d'Épinal, 16 de Plombières, 16 de Luxeuil. Des routes bien entretenues permettent de communiquer avec la plus grande facilité de cette ville avec Nancy, Chaumont, Saint-Dié, Remiremont, Mirecourt, Thann, avec l'Alsace, et avec toute la France.

Bains est situé dans un joli vallon dont la direction se trouve être de l'est à l'ouest; ce vallon est arrosé par un ruisseau auquel on a donné le nom de Baignerot, ruisseau qui va se perdre dans le Coné.

Bains est entouré de jolies promenades bien boisées et où

l'on peut, dans les chaleurs de l'été, défier les ardeurs du soleil. L'origine de l'une de ces promenades remonte à 1750; elle fut établie aux frais de M. le duc d'Havré et de M. le baron de Caumartin, seigneurs de Bains et propriétaires des eaux, en vertu d'un arrêt rendu le 14 mars de la même année, dans le conseil de Stanislas, roi de Pologne.

Les fouilles faites à Bains, en 1750 et en 1753, portent à penser que l'établissement thermal a été créé par les Romains; et en effet, à cette époque, des réparations nécessaires étant faites, on trouva dans les sources principales des médailles romaines de bronze et d'argent. Parmi ces médailles il s'en trouvait de César, d'Auguste, de Caligula, de Claude, de Néron, de Vespasien, de Tite et de Domitien (1).

On dit aussi qu'on voyait encore, il y a moins d'un siècle, des débris d'un ancien bain qui se trouvait dans un pré joignant le ruisseau; bain que les habitants nommaient par tradition, *Bain Casquin*, et que les eaux qui alimentaient ce bain, n'ayant point été captées, se sont dispersées et perdues.

Les auteurs anciens parlent aussi de la fabrique de ferblanc qui appartient à la famille Falatieu; ils disent qu'à une lieue de cette fabrique, qui fut établie en 1727, il y a cent dix-neuf ans, on trouvait encore en 1775, dans le lit de la rivière, des pierres taillées, ayant de 1 mètre à 1 mètre 1/2 de longueur sur 1 mètre 33 d'épaisseur; ces pierres avaient évidemment servi à des constructions, puisqu'elles étaient percées de [illegible]s.

A l'époque de laquelle nous parlons, il paraît que l'on ne connaissait que deux principales fontaines, l'une appelée la *Grande-Source*, l'autre la *Source du Château*. D'après Fi-

(1) Nous ne savons si ces médailles ont été conservées, ou si elles sont perdues pour l'histoire.

niels, médecin ordinaire du roi de Pologne et directeur des eaux de Bains, l'eau de la Grande-Source avait 43 degrés de chaleur et elle fournissait 5 *grains de sel neutre et quelques grains de terre alcaline par livre d'eau.*

Toujours d'après le même médecin, l'eau de la Source du Château était à une température de 39 degrés, et elle fournissait par livre d'eau, 4 *grains de sel neutre et* 2 *grains de terre alcaline.*

Outre ces deux sources, on en mentionne une troisième qui se trouvait près d'un deuxième bassin construit en 1750, sous le règne de Stanislas, et une quatrième dite la *Source des Vaches.*

Recherches faites sur les eaux de Bains.

Les eaux de Bains ont été le sujet de recherches faites par divers auteurs, dans le but de reconnaître leur nature.

Finiels y a signalé *un principe volatil et éthéré qui se dissipe par le repos des eaux et par l'évaporation;* il dit qu'on trouve le matin, sur les marches de pierre des bains, *un sel très-abondant*, qu'il considérait comme un sel neutre.

Kast, médecin de la reine de Pologne, obtint de l'évaporation de douze bouteilles d'eau du bain établi en 1750, un résidu pesant 4 scrupules et 10 grains; il désigne une partie de ce sel comme étant un *sel sélénitique* et une autre partie comme un produit *salino-terrestre.*

On trouve dans le *Dictionnaire des eaux minérales*, publié en 1775, tome Ier, page 140 et suiv., la description de quelques essais faits sur ces eaux de Bains, avec divers réactifs, le *sirop de violettes*, la *noix de galle*, la *rhubarbe;* l'auteur conclut du résultat de ses essais que cette eau est alcaline.

Relativement à la vertu de ces eaux, l'auteur du *Dictionnaire* dit « que les médecins de Lorraine donnent la préférence

« aux eaux de Bains sur celles de Plombières, dans les cas « d'obstructions lymphatiques, surtout pour les personnes fai- « bles et délicates, et qu'ils prescrivent l'eau savonneuse, etc. »

Carrère, médecin ordinaire du roi, qui a fait paraître en 1785 un *Catalogue raisonné des ouvrages qui ont été publiés sur les eaux minérales en général et sur celles de la France en particulier*, ouvrage qui peut être considéré comme un modèle à suivre pour de nouvelles publications, s'est occupé des eaux de Bains; il fait connaître les ouvrages suivants qui parlent de ces eaux :

1° Le *Traité des eaux de Bains*, publié in-12, par Frenouillet;

2° Le *Traité historique des eaux et bains de Plombières, de Bourbonne, de Luxeuil et de Bains*, par dom Calmet, de Nancy; 1748; mais dans cet ouvrage il est peu parlé des eaux de Bains, qui sont considérées comme laxatives;

3° Un *Mémoire sur les eaux thermales de Bains, en Lorraine, comparées dans leurs effets, avec les eaux thermales dans la même province.* Ce mémoire, dû à Morand, a été inséré dans le *Journal de Médecine*, février 1757, p. 114, et dans le *Vallèrius Lotharingiæ*, p. 141.

Morand compare les eaux thermales de Bains et celles de Plombières, d'abord par leurs qualités extérieures, qu'il dit être les mêmes; ensuite par leurs effets et propriétés, qui, suivant lui, sont aussi les mêmes les unes et les autres, convenant à la plupart des mêmes maladies; il reconnaît aux eaux de Bains une propriété laxative qu'il refuse aux eaux de Plombières; il regarde en même temps les eaux de Bains comme moins actives, par conséquent préférables dans les maladies de poitrine et comme un *doux diaphorétique désobstruant*, tandis que celles de Plombières seraient un *diurétique chaud ou sudorifique;* il donne, par suite, l'avantage aux premières dans les gouttes vagues et les rhumatismes goutteux. Il attribue le moindre degré d'activité des eaux de Bains à leur moindre degré de chaleur (1), et non à la nature bénigne et modérée de leurs principes ; il en conclut que les eaux de Bains sont supérieures à celles de Plombières.

4° Un travail de M. Monnet, portant le titre de *Nouvelle Hydrologie ;* 1772 ; in-12. Dans le chapitre VI de cet ouvrage, Monnet donne une courte notice sur les eaux de Bains. Il se contente de déterminer leur degré de chaleur et de les présenter comme ne différant point des eaux communes du pays où on les trouve, eaux qui, suivant lui, ne contiennent toutes qu'un peu de terre calcaire et tant soit peu d'alcali minéral.

Monnet, qui a traité avec dédain les eaux de Bains, dans sa *Nouvelle Hydrologie*, a aussi émis des opinions erronées sur *les eaux de Plombières et de Luxeuil*, en publiant que *ces eaux ne sont pas aussi chaudes que des eaux chaudes ordinaires, qu'elles ne méritent pas plus la dénomination d'eaux minérales que celles de Luxeuil.* Ce savant a cependant établi, comme pour se donner un démenti : 1° *Que les eaux de Bains donnent lieu à la formation d'un sel qui lui a paru être du vrai sel de Glauber ;* 2° que les eaux de Plombières *contiennent une matière molle, blanche, d'apparence savonneuse, qui n'est autre chose que la matière quartzeuse dans un état de mollesse* (même *Dictionnaire,*

(1) Les sources de Bains marquaient en 1835, d'après M. Bailly : la Grosse-Source, 51° centig. ; le Robinet-de-Fer, 46°,50 ; la Romaine, 46°,25 ; la Féconde, 45° ; la Savonneuse, 38° ; la Tempérée, 36°25 ; la Source-Tiède ou des Promenades, 33.

Les sources de Plombières marquent, d'après M. Patissier : le Grand-Bain, 63°,75 centig. ; les Étuves, 54°,40 ; les Capucins, 52°,50 ; le Crucifix, 49°,50 ; le Bain des Dames, 52°,50 ; la Savonneuse du Grand-Bain, 18° ; la source du Jardin-Royal, 15° ; la Ferrugineuse, *Bains Bourdeuille*, 15.

page 321). Monnet avait donc dès cette époque découvert la présence de la silice dans les eaux minérales, silice qui fut indiquée plus tard par Vauquelin, dans l'analyse des eaux de Plombières (1).

5° Une courte notice sur Bains, insérée dans le *Dictionnaire minéralogique et hydrologique de la France*, notice dans laquelle il est dit, d'après Finiels, que les eaux de la Grande-Source contiennent par livre d'eau : 1° *cinq grains de sel neutre et quelques grains de terre alcaline, en outre un soufre volatil qui est le principe dominant.*

Dans cet article on dit que la *Source du Château* (2) est chargée *de nitre et de terre alcaline*, mais en moindre quantité; qu'on reconnaît encore *le nitre et la terre alcaline* dans la source du *Bain-Nouveau*, source qu'on présente en même temps comme vraiment savonneuse.

On a aussi attribué les mêmes principes à l'eau de la Fontaine des Vaches, mais on la dit un peu purgative.

6° Un travail intitulé, *Description topographique et médicale des montagnes de la Vôge*, par M. *Didelot*, inséré dans les *Mémoires de la Société royale de médecine*, t. II,

---

(1) L'auteur du *Dictionnaire minéralogique et hydrologique* dit, en parlant des opinions émises par Monnet : Ce chimiste *enlève, à son ordinaire*, aux eaux de Luxeuil, une partie de leur réputation. *Il faut l'entendre ;* voici ce qu'il dit : *Ces eaux, qui sont à quatre lieues de Bains, sont encore un autre exemple des eaux chaudes simples qui ne présentent rien de différent des eaux ordinaires*, etc. On n'a jamais tenu compte des opinions exagérées émises par Monnet.

(2) Les personnes qui s'occupent des eaux minérales sont souvent très-embarrassées par suite des changements de dénominations des sources : si l'on consulte, par exemple, les nouveaux documents sur les sources de Bains, on trouve huit sources, et aucune d'elles ne porte le nom de *Source du Château.*

p. 107. Dans cette note, M. Didelot parle des eaux de Bains très-succinctement, et il ne s'occupe ni des principes qu'elles contiennent ni de leurs propriétés.

7° Une *Dissertation chimique sur les eaux minérales de la Lorraine*, par M. *Nicolas;* in-8°; Nancy, 1778. Après avoir décrit les différents degrés de température des eaux, M. Nicolas traite de leur analyse par les réactifs et l'évaporation; il établit qu'elles contiennent toutes du *natrum, de la magnésie, de la terre calcaire, de la terre vitrifiable, et un peu de fluide électrique; qu'elles sont de la même nature que celles de Plombières et qu'elles n'en diffèrent qu'en ce qu'elles contiennent moins de natrum et de principe terreux; enfin que l'eau de la Fontaine des Vaches n'est point purgative.* Il émet, en outre, l'opinion que les eaux de Bains, quoique de la même nature que les eaux de Plombières, sont cependant moins échauffantes.

Tous ces travaux, comme on le voit, sont anciens, et l'analyse complète des eaux de Bains était encore à faire. En effet, la seule analyse consignée dans les ouvrages est celle de Vauquelin, qui a reconnu que la source du *Robinet-de-Fer* contient par litre :

Sulfate de soude cristallisé . . .	0 gram. 280 cent.
Sulfate de chaux	0 — 080 —
Chlorure de sodium.	0 — 080 —
Silice et magnésie.	des traces.

Sur notre demande, M. Poumarède, qui, sous la direction de M. Ossian Henry, chef des travaux chimiques de l'Académie royale de médecine, s'était occupé de l'analyse d'un grand nombre d'eaux minérales, a bien voulu, en 1840, se livrer à l'analyse des eaux de Bains. D'après les essais faits par ce chimiste :

1° L'eau de la *Source-Savonneuse* contient par litre,

Sulfate de soude.	0 gram.	160 cent.
Chlorure de sodium. . .	0 —	163 —
Carbonate de chaux. . .	0 —	045 —
Silice	0 —	121 —
Oxyde de fer	0 —	002 —
Matière organique. . . .	une petite quantité.	
	0 gram.	491 cent.

2° L'eau de la *Grosse-Source* contient par litre,

Sulfate de soude.	0 gram.	110 cent.
Chlorure de sodium. . .	0 —	083 —
Carbonate de soude. . .	0 —	010 —
Carbonate de chaux. . .	0 —	028 —
Silice	0 —	069 —
Oxyde de fer	0 —	002 —
Matière organique. . . .	une petite quantité.	
	0 gram.	302 cent.

3° L'eau de la *Source des Promenades* contient par litre,

Sulfate de soude.	0 gram.	075 cent.
Chlorure de sodium. . .	0 —	058 —
Carbonate de chaux. . .	0 —	018 —
Silice	0 —	047 —
Oxyde de fer	0 —	002 —
Matière organique . . .	une petite quantité.	
	0 gram.	200 cent.

4° L'eau de la *Source de la Vache* contient par litre,

Sulfate de soude.	0 gram. 102 cent.
Chlorure de sodium . . .	0 — 136 —
Carbonate de chaux. . .	0 — 028 —
Silice	0 — 093 —
Oxyde de fer	0 — 002 —
Matière organique . . .	une petite quantité.
	0 gram. 351 cent.

Le temps nous ayant manqué pour faire l'analyse des eaux de Bains, nous avons cependant tenté quelques expériences, qui nous ont démontré que quand on distille une certaine quantité de cette eau, on obtient un liquide alcalin dans lequel on peut, par la saturation, puis par la potasse, reconnaître la présence d'une petite quantité d'ammoniaque. Ainsi, outre les produits énoncés par M. Poumarède, l'eau de Bains contient une petite quantité d'ammoniaque à l'état libre.

On conçoit qu'on pourrait déterminer les quantités d'ammoniaque libre contenue dans ces eaux, mais il faudrait opérer sur les lieux et agir sur une masse d'eau considérable prise au sortir de la source.

M. Bailly père, inspecteur des eaux minérales de Bains, ayant remarqué que l'eau thermale, au moment où elle sort de la source, laissait dégager des gaz, nous avons profité d'un voyage fait à Bains, en 1840, pour examiner la nature de ces gaz; les essais que nous fîmes, en petit nombre, nous firent reconnaître: 1° que ces gaz étaient des mélanges d'acide carbonique, d'oxygène et d'azote; 2° que les proportions de ces mélanges variaient: mais nos essais, nous devons le dire, ont été incomplets, et il serait nécessaire de les répéter pour en tirer quelque induction.

Là se borne ce qui a été fait sur les eaux de Bains. Nous pensons que d'autres travaux sont nécessaires, et que l'administration devrait, dans un but d'intérêt général, faire faire une analyse comparative des eaux de Bains, de Luxeuil et de Plombières, dans le but de reconnaître si, comme le pensaient divers auteurs et notamment Vauquelin, les eaux qui sourdent dans un périmètre si restreint ne sont pas les eaux d'une même source qui s'est créé des issues diverses, et qui, en raison des localités qu'elles parcourent, ont été modifiées seulement dans leur température; un travail fait dans ce but serait, nous le pensons, d'un assez haut intérêt (1).

État actuel des sources de Bains.

Les sources qui servent à alimenter les thermes de la ville de Bains sont : la *Grosse-Source*, qui marque 50° centig. (2); la *Savonneuse*, qui marque 42°,50 ; la *Source-Tiède* ou *des Promenades*, qui marque 36° ; la *Source du Robinet-de-Fer*, 51°,25 ; la *Source-Romaine*, 46°,25 ; la *Source du Bain-Tempéré*, 39° cent.

Outre ces sources, il y a celle du *Robinet-de-Cuivre*, dans le Nouveau-Bain, qui marque 50° cent., et neuf sources qui, lors des derniers travaux, ont été réunies; enfin la source dite *de la Vache*, qui est prise en boisson.

---

(1) L'opinion émise par Vauquelin est confirmée par les analyses faites par M. Poumarède, qui a trouvé dans les eaux de Bains les mêmes sels que ceux trouvés par Vauquelin, dans l'analyse qu'il a faite des eaux de Plombières. M. Poumarède signale, cependant, la présence d'une petite quantité d'oxyde de fer dans les eaux de Bains. Les eaux de Luxeuil seraient différentes, puisqu'on n'a pas constaté dans ces eaux la présence du sulfate de soude.

(2) Nous avons pris ces températures en 1846, avec MM. Bailly et Grand-Gurry.

Toutes ces sources fournissent, en vingt-quatre heures, plus de deux cents mètres cubes d'eau. Il serait intéressant d'établir par le calcul, comme nous l'avons fait pour la source *du Par*, à Chaudesaigues (Cantal) (1), 1° la quantité d'eau fournie par chaque source; 2° la quantité de sels contenus dans les eaux qui sont déversées dans une année : le résultat paraîtrait considérable, et on serait porté à se demander *où sont les mines qui peuvent fournir d'aussi grandes quantités de produits.*

Toutes les sources observées à Bains sortent du roc qui se trouve sur la localité où l'on a construit les bains. Lorsqu'on a fait ces travaux, on a vainement cherché à connaître leur point de départ; on a seulement reconnu qu'elles jaillissent à travers les fentes des rochers dans des directions différentes. On n'a pas pu pousser plus loin ces travaux, de crainte d'ouvrir de nouvelles issues à ces sources, et de peur de perdre l'eau.

Établissement thermal.

Cet établissement se compose de trois bâtiments :

Le *Vieux-Bain* dit *Bain-Romain*. Ce bain, qui offrait quelque chose de désagréable pour les baigneurs, en raison de sa vétusté et de son peu de propreté, vient d'être mis à neuf par les soins de M. Vilatte : ce n'est que dans les premiers jours de juillet qu'il a été inauguré : quoiqu'il ne fût pas entièrement terminé, on lui donne avec raison la préférence sur le bain dit le *Bain-Neuf*, qui était plus moderne.

Ce bain (2), d'une architecture simple et de bon goût,

---

(1) La *Source du Par*, qui donne trois cent soixante litres d'eau par minute, fournit par année trente-quatre millions quatre-vingt-seize litres d'eau, qui contiennent *deux cent neuf mille cent soixante-dix-huit* kilogrammes de substances salines.

(2) Le Bain-Romain, qui à Plombières a été remis à neuf, ne peut

renferme trois bassins, dont la température varie en raison des baigneurs qui le fréquentent. Dans ce bain, se trouve, 1° le *Robinet-de-Fer*, qui fournit de l'eau qui sert à doucher les parties malades; 2° le *Robinet-de-Cuivre*, qui sert au même usage, selon l'ordonnance du médecin-inspecteur.

A l'entour de ce bain, au rez-de-chaussée, sont des *cabinets-vestiaires*, destinés aux personnes qui prennent les *bains en bassins*. A la partie supérieure, sont des cabinets contenant des baignoires pour les personnes qui ne peuvent, ou ne veulent pas prendre les bains en bassins. Ce bain a des étuves et des douches.

On prend les bains soit dans des baignoires, soit dans les bassins communs; cette dernière méthode est la plus suivie. Les bassins communs sont remplis d'une eau minérale thermale claire qui se renouvelle sans cesse et avec abondance; la température de l'eau de ces bassins est graduée d'après les ordres de M. le médecin-inspecteur.

Les deux sexes prennent les bains communs dans les mêmes bassins, et jamais, nous avons pu nous en convaincre nous-même, on n'a observé à Bains la moindre infraction qui fût contraire aux bienséances. Nous avons vu dans le même bain des gens du monde, des ecclésiastiques, des religieuses. La conversation était générale, et jamais nous n'avons entendu prononcer un mot qui pût être mal interprété et qui pût porter atteinte à la pudeur.

Les baigneurs sont revêtus de chemises de toile forte ou de laine, qui dissimulent entièrement les formes.

être comparé, pour le style, à celui que M. Villatte vient de faire construire à Bains. Le bain de Plombières peut être considéré comme un *bain bourgeois:* le Bain-Romain, de la ville de Bains, est construit comme les anciens construisaient leurs bains.

Les bains pris en commun sont, au dire des baigneurs, et nous sommes de cet avis, agréables en ce sens que la conversation, à laquelle on peut ou non prendre part, prévient l'ennui qu'on éprouve en prenant son bain dans une baignoire, et qu'on peut ainsi prolonger la durée du bain. Nous avons observé que les personnes du meilleur ton (1) préfèrent le *bain en commun* aux bains que l'on prend dans des cabinets.

On n'est admis dans les bains communs que sur l'ordre du médecin-inspecteur et après avoir pris un bain de propreté; les malades atteints de maladies cutanées, de maladies qui pourraient avoir quelque chose de repoussant ou de nuisible pour les autres malades, ne sont pas admis dans les bassins.

A la portée des bassins sont des cabinets-vestiaires dans lesquels les baigneurs déposent leurs habits, et trouvent, à la sortie du bain, le linge chaud qui sert à les ressuyer et à les changer.

Le bain dit le *Bain-Neuf* renferme aussi trois bassins dont la température est graduée : le premier bassin, dit *Tiède*, contient de l'eau à 26° centigrade ; le deuxième, dit *Tempéré*, à 27° ou 28°; le troisième, dit *Chaud*, de 28° à 29°. A l'entour de ce bain sont des cabinets qui contiennent des douches descendantes, une *douche écossaise*, deux douches ascendantes, des baignoires particulières ; enfin des cabinets-vestiaires.

Le troisième bâtiment est un petit pavillon dans lequel se trouve la Source de la Vache, qui, comme nous l'avons dit, ne se prend qu'en boisson. Quelques personnes l'utilisent pour prendre des lavements et des injections.

---

(1) Nous avons, chaque fois que nous avons visité Bains, trouvé une société des plus aimables : tout récemment encore, en juillet 1846, nous avons vivement regretté de ne pouvoir prolonger notre séjour dans cette ville.

Propriétés physiques des eaux.

L'eau fournie par toutes les sources est incolore ; son odeur, lorsqu'elle est chaude, est peu marquée : elle a cependant quelque chose de particulier, sa saveur est celle de l'eau légèrement salée.

Mode d'administration des eaux.

Les eaux de Bains sont, comme nous l'avons déjà dit, employées en boisson (celle de la *Vache*), et plus *particulièrement en bains, celles des autres sources; l'eau de la Source de la Vache* est considérée, et l'expérience a démontré la vérité de l'observation, comme laxative ; elle excite l'appétit, favorise la digestion, excite les urines. On prétend que son usage continuel est nuisible à l'émail des dents, aussi doit-on mâcher un peu de pain après qu'on en a bu.

L'eau de la Vache est bue seule, ou bien on la coupe avec du lait, on l'édulcore avec un sirop adoucissant.

En même temps qu'on boit l'eau, on prend des bains, des douches, des étuves, qui, en excitant le système cutané, déterminent des sueurs et quelquefois l'éruption miliaire qu'on appelle *poussée*, éruption qui n'est point dangereuse, mais salutaire.

Produit de ces eaux ; argent qu'elles laissent dans le pays.

D'après M. Longchamp, ces sources, qui sont une propriété particulière, peuvent rapporter, tous frais déduits, de 5 à 7000 f. aux propriétaires. D'après M. Patissier, les baigneurs, qui en 1835 se sont élevés à 915, ont laissé dans le pays une somme d'environ 100,000 francs.

Du logement et de la vie.

Le baigneur qui se rend à Bains peut vivre à sa volonté : en effet, il peut, 1° louer un logement, faire préparer ses aliments et se faire donner des soins par ses domestiques; 2° il peut louer un logement dans une maison et aller dîner chez des personnes qui tiennent table d'hôte; 3° il peut s'établir dans une maison où il sera logé, nourri et soigné par les domestiques de la maison.

Les dépenses que l'on fait à Bains sont modérées, et l'on ne peut se plaindre, car il n'y a pas exagération dans les prix exigés par les personnes qui font le métier de loger et de nourrir les baigneurs.

Ce qu'on ne trouve pas encore à Bains, c'est le confortable; en effet, beaucoup de logements ne présentent pas l'élégance et les agréments que recherchent maintenant un assez grand nombre de baigneurs. Espérons que la restauration que l'on vient de faire subir au Bain-Romain, que les conseils que donnera M. le baron Girard, maire de Bains, à ses administrés, les amèneront à disposer convenablement quelques appartements dans lesquels ils pourront recevoir quelques étrangers de distinction; ceux-ci s'étant bien trouvés et du séjour de Bains et de l'usage des eaux, feront alors connaître le pays et l'établissement thermal, il en résultera une augmentation de prospérité et de bien-être pour le pays.

Des promenades.

Les promenades qui sont aux environs de Bains sont très-agréables; mais on peut, en outre, en faire qui sont des plus intéressantes: le baigneur, après son rétablissement, peut s'instruire en s'amusant; pour cela, il n'aura qu'à visiter la fabrique de fer-blanc, la tréfilerie, les fabriques de clous à l'aide de moyens mécaniques, les forges, les scieries à eau, et divers autres établissements industriels qui se trouvent réunis dans un périmètre peu étendu.

On peut aussi facilement se procurer des voitures à Bains, et visiter *Plombières*, *Luxeuil*, *le Noirmont*, *Remiremont*, *Fougerolles*, *Mirecourt*, *Épinal*, etc.

Propriétés médicales des eaux de Bains.

Voici ce que dit l'auteur du *Manuel des eaux minérales naturelles*, publié en 1837, le docteur Patissier, relativement aux propriétés médicales des eaux de Bains :

« La douceur des eaux thermales de Bains, l'action presque insensible qu'elles exercent sur l'économie, y attirent un grand nombre de femmes (700 sur 915 baigneurs), de valétudinaires et de personnes délicates, épuisées par de longues maladies ou des traitements variés et infructueux. Aussi ces eaux sont-elles recommandées dans les convalescences pénibles, dans les affections nerveuses, telles que l'hypochondrie, la chorée, les névroses gastro-intestinales, la dysménorrhée par éréthisme, les maladies cutanées récentes, les accidents qui surviennent à l'époque critique, les rhumatismes nerveux, et enfin toutes les maladies où il faut calmer la douleur et opérer le relâchement des tissus. »

Nous bornons là ce que nous pourrions dire sur les propriétés médicinales des eaux de Bains ; c'est aux hommes de l'art, et particulièrement au médecin-inspecteur, à faire connaître les effets de ces eaux, et les avantages que les malades peuvent en tirer.

Nous regrettons que M. le docteur Bailly père, qui a si longtemps dirigé l'administration de ces eaux, n'ait pas publié des faits ; nous pourrions en citer qui sont relatifs à des personnes qui nous touchent de près : ces faits démontreraient d'une manière positive tout le parti qu'on peut tirer des eaux minérales de Bains. Mais nous ne voulons pas sortir des bornes que nous nous sommes imposées, et nous laissons à M. Bailly fils, qui a succédé à son père, le soin de faire connaître au public les résultats qu'il a obtenus de l'administration d'eaux, que nous considérons comme un excellent moyen de guérison dans un grand nombre de cas.

Nous ne terminerons pas cette Notice sans dire, ici, qu'aux environs de Bains il est des sources d'eaux ferrugineuses dont on pourrait tirer parti dans le traitement des maladies ; nous avons vu dans nos promenades l'indice de ces sources, qu'il faudrait rechercher et approprier pour les utiliser.

(Extrait du *Journal de chimie médicale.*)

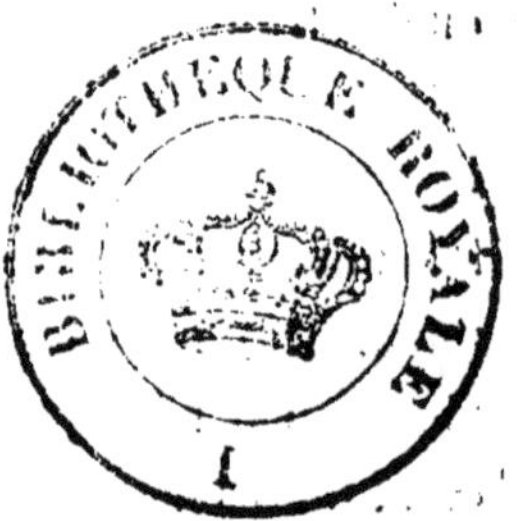

Paris.—Impr. d'ALEXANDRE BAILLY, 10, rue du Faubourg-Montmartre.

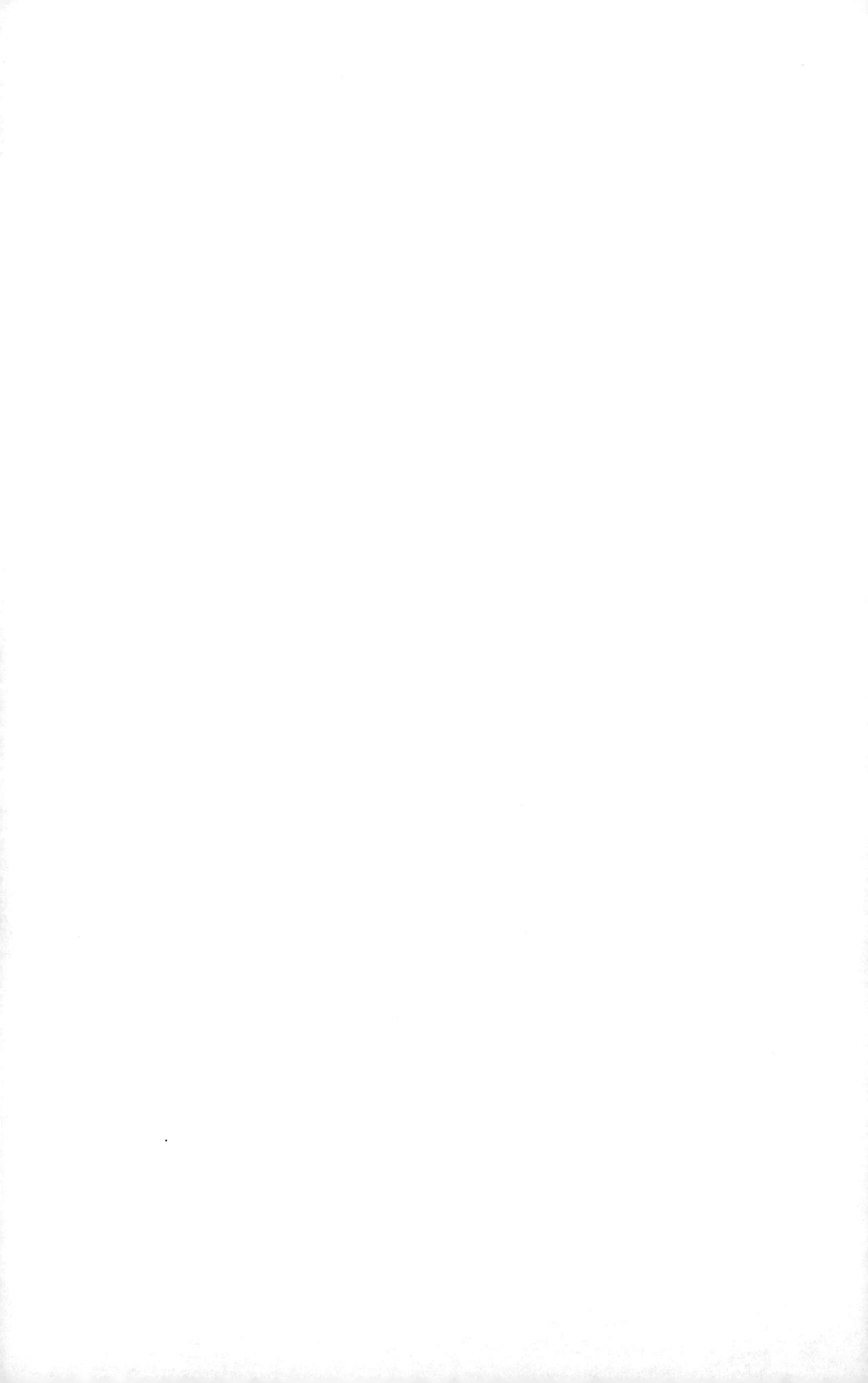

www.ingramcontent.com/pod-product-compliance
Ingram Content Group UK Ltd.
Pitfield, Milton Keynes, MK11 3LW, UK
UKHW021042260726
13994UKWH00005B/2315

9 782329 354026